DE LA

MÉDICATION THERMO-RÉSINEUSE

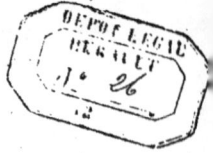

DANS

L'ARTHRITE DU GENOU

PAR

AIMÉ ÉVESQUE

DOCTEUR EN MÉDECINE

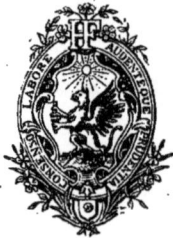

MONTPELLIER

IMPRIMERIE CENTRALE DU MIDI

(HAMELIN FRÈRES)

—

1882

DE LA

MÉDICATION THERMO-RÉSINEUSE

DANS

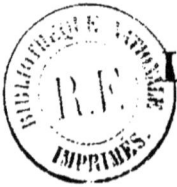

L'ARTHRITE DU GENOU

PAR

AIMÉ ÉVESQUE

DOCTEUR EN MÉDECINE

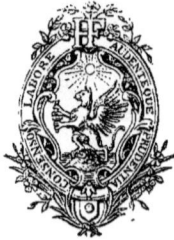

MONTPELLIER
IMPRIMERIE CENTRALE DU MIDI
(Hamelin Frères)
—
1882

A MON PÈRE ET A MA MÈRE

A LA MÉMOIRE
DE M. ET MME OLIVIER

AU DOCTEUR CHEVANDIER
DÉPUTÉ DE LA DRÔME

A. ÉVESQUE.

La médication thermo-résineuse, employée dans l'établissement du docteur Chevandier, à Paris, fournit, lorsqu'elle est appliquée à certaines arthrites du genou, des résultats tellement supérieurs à ceux que l'on obtient par les traitements habituels, que j'ai cru devoir l'étudier de près et en faire le sujet de ce travail.

Les arthrites du genou sont nombreuses. Elles diffèrent par leur intensité autant que par leur origine. Quelques-unes d'entre elles guérissent très-bien par le traitement thermo-résineux.

La première partie de ce travail sera consacrée à leur énumération, à leur description rapide et à leur diagnostic différentiel.

Dans la seconde partie, j'indiquerai les traitements habituellement employés pour les combattre.

Enfin, en dernier lieu, je ferai l'exposé de la médication thermo-résineuse appliquée à ces maladies; je tâcherai d'indiquer le mode d'action de ce moyen thérapeutique, et je citerai plusieurs observations dues à l'obligeance du docteur Chevandier.

Mais, avant d'aborder ce sujet difficile, je sens le besoin de faire appel à l'indulgence de mes Maîtres, pour un travail de début qui ne peut que se ressentir de l'inexpérience de son auteur, et qui n'a aucune prétention, si ce n'est d'être utile aux malades, en faisant connaître davantage un traitement fécond en bons résultats, peu douloureux, et dont la durée n'est relativement pas très-longue.

Qu'il me soit aussi permis d'adresser au docteur Chevandier mes remerciements les plus sincères pour sa bienveillance à mon égard.

———

DE LA
MÉDICATION THERMO-RÉSINEUSE

L'ARTHRITE DU GENOU

CHAPITRE PREMIER

L'arthrite du genou est constituée par l'inflammation partielle ou simultanée des divers tissus qui entrent dans sa composition.

Elle est aiguë ou chronique.

D'après M. Panas (1), « de toutes les grandes articulations, celle du
» genou est le plus fréquemment atteinte d'arthrite ou d'hydarthrose
» de cause interne. C'est pareillement dans cette articulation que la
» phlegmasie se concentre souvent pour s'y perpétuer, et qu'elle est le
» plus sujette à des retours. »

En recherchant les causes qui peuvent la produire, on voit qu'elle est essentielle, traumatique ou symptomatique d'un état général diathésique, tel que la goutte, le rhumatisme, etc. Les arthrites métastatiques qui surviennent dans la fièvre puerpérale, l'infection purulente, empruntent généralement un caractère d'acuité à ces maladies.

Il n'est pas rare de voir survenir l'arthrite du genou à la suite de la dysenterie, des fièvres éruptives, du typhus.

(1) In *Diction. de méd. et de chirurgie pratiques*.

On rencontre fréquemment aussi, surtout chez l'homme, l'arthrite blennorrhagique et uréthrale. D'après Fournier, sur 119 cas d'arthrite blennorrhagique, il y en aurait 83 pour le genou et 36 pour toutes les autres articulations.

Quant aux arthrites par propagation, provenant des inflammations de voisinage, os ou parties molles, elles sont encore assez fréquentes.

A la suite d'altérations nerveuses ou de névroses, on voit quelquefois se produire des douleurs très-vives dans le genou, sans rougeur ni gonflement. D'après Esmarch, c'est le genou qui est le plus souvent atteint. Peut-être n'y a-t-il dans cette arthropathie qu'une arthrite au début (Bouchut et Després).

Toutes ces variétés sont-elles également justiciables du traitement thermo-résineux? Certainement, non ; et, lorsque des malades se présentent à la clinique du Dr Chevandier avec des épanchements purulents bien caractérisés, avec des altérations osseuses manifestes, ou des lésions nerveuses bien établies, ils ne sont pas reçus, car ils n'auraient aucun avantage à retirer du traitement thermo-résineux. « Ce- » pendant, dit le Dr Chevandier dans son journal, il ne faut pas se hâ- » ter de croire à la présence du pus, de porter un pronostic grave, et » de conclure à l'ankylose comme à la meilleure des solutions. Il y a » encore loin, de la phlegmasie établie à demeure sur toutes les par- » ties constitutives de l'articulation, à l'arthrite suppurée.

» Le pus se forme plus rarement qu'on ne le croit, à moins que l'ar- » thrite ne soit traumatique ou qu'elle ne se développe sur un sujet » tuberculeux. »

Je passerai rapidement en revue les différentes variétés d'arthrites du genou sur lesquelles les bons effets de la médication thermo-résineuse ont été constatés, et je laisserai de côté celles où il n'y a pas lieu de l'employer, telles que l'arthrite survenue à la suite de carie osseuse, d'infection purulente, d'infection urineuse, la tumeur blanche, etc., et j'étudierai successivement l'arthrite spontanée, traumatique, goutteuse et blennorrhagique, l'hydarthrose et l'arthrite sèche ou déformante.

J'examinerai d'abord les principales lésions qui se présentent dans l'arthrite aiguë et dans l'arthrite chronique.

Arthrite aiguë. — L'inflammation aiguë de l'articulation porte en général sur la synoviale et sur les cartilages articulaires, ou seulement sur la synoviale, qui est la première à se congestionner. Tout peut s'arrêter là; mais, si cette congestion se prolonge longtemps, les ligaments et les os mêmes peuvent être atteints. C'est d'abord une hypérhémie et un développement de petits vaisseaux sur les points où se trouvent les franges synoviales. Il y a un peu de tuméfaction et d'induration; puis les lésions tendent à se différencier davantage, en produisant diverses variétés d'arthrite : tantôt c'est de la sérosité qui se forme, tantôt ce sont des fausses membranes ou du pus. A-t-on affaire à de la sérosité, l'articulation augmente de volume par la formation d'un liquide pâle et opalin, c'est l'hydarthrose; ou contenant du sang. c'est l'hémarthrose.

D'après Cornil et Ranvier, il y a dans ce liquide des éléments cellulaires, les uns semblables à du pus, les autres plus volumineux, avec un ou plusieurs noyaux vésiculeux.

Plus rarement on y rencontre des flocons muqueux, de consistance variable, quelquefois opaques.

Si ces flocons muqueux deviennent plus nombreux, pendant que le liquide diminue, on a la forme pseudo-membraneuse (Ollier) de l'arthrite sèche.

Enfin, lorsqu'il y a du pus dans l'articulation, c'est généralement à la suite des formes précédentes : la synoviale peut être très-altérée ou seulement un peu injectée.

D'après Cornil et Ranvier, les altérations du cartilage commencent par ses éléments cellulaires superficiels et sont disséminées à sa surface; puis, toujours avec la même irrégularité, arrivent aux faces profondes.

Ces modifications consistent dans (1) « une irritation nutritive et une

---

(1) Cornil et Ranvier, *Hist. patholog.*, 2ᵉ partie.

prolifération des cellules cartilagineuses » ; à la suite, on remarque des ulcérations et des solutions de continuité irrégulières dans la substance fondamentale du cartilage.

Arthrite chronique. — Dupuytren et Bonnet ont trouvé dans l'hydarthrose une injection de la synoviale. Richet a trouvé une séreuse lisse et lavée. L'articulation peut acquérir une mobilité anormale et même se luxer, sous l'influence de la distension des ligaments. La paroi épaissie de la synoviale constitue un bourrelet induré périphérique; les parties molles voisines peuvent rester normales ou s'épaissir.

Dans le *Compendium de chirurgie* se trouve signalé un élargissement de la rotule ; et M. Panas, dans un genou atteint d'hydarthrose avec luxation du tibia en dehors, a trouvé la rotule augmentée de volume et offrant dans son diamètre transversal 2 centimètres en plus que celle du côté sain; sur le vivant, elle avait paru être le double de celle-ci.

Il y a quelquefois, dans l'articulation, jusqu'à un demi-litre de liquide, qui peut, soit spontanément, soit sous l'influence d'un traumatisme, se rompre et s'épancher dans le tissu cellulaire environnant.

Dans l'arthrite déformante, Cornil et Ranvier ont trouvé :

1° Une hypertrophie des franges synoviales, avec vascularisation, végétations et bourgeonnement ; ces bourgeons peuvent devenir libres dans la cavité articulaire. Il y a aussi un peu de liquide;

2° Une altération des cartilages, avec multiplication de cellules cartilagineuses : d'où production, à leur surface, de villosités et de filaments qui constituent l'aspect velvétique de Weber et Volkmann; puis, avec les mouvements de l'articulation, ces filaments disparaissent ; sous l'influence d'un processus inflammatoire, l'os sous-jacent subit l'éburnation (Cornil et Ranvier), et au-dessus de ce point devient plus fragile;

3° Une production de végétations cartilagineuses, ecchondroses, puis d'ostéophytes, qui peuvent acquérir un volume considérable, empêcher les mouvements de l'articulation et amener des déformations.

Une autre phénomène important se produit aussi : c'est l'atrophie des muscles qui entourent l'articulation. Tantôt ils peuvent s'indurer en augmentant le volume du membre; tantôt au contraire, et c'est le cas le plus fréquent, le membre devient beaucoup plus petit.

Je vais indiquer maintenant leurs symptômes et leur diagnostic.

Arthrite spontanée et traumatique. — Les symptômes sont locaux ou généraux. Quelquefois on remarque seulement un peu de douleur et de gêne dans les mouvements ; d'autres fois, le malade est en proie à du malaise, des frissons, de la fièvre.

La douleur est souvent très-vive à la moindre pression. Elle augmente avec la quantité du liquide épanché. Si l'inflammation est localisée dans l'articulation, la peau conserve sa couleur normale ; s'il y a de l'œdème autour de l'articulation, elle est pâle; mais, quand les tissus périarticulaires sont atteints, elle est rouge. Il est quelquefois possible de percevoir un bruit de cuir neuf, semblable à celui que l'on entend dans la poitrine lors de la production de fausses membranes dans les séreuses enflammées.

Le malade donne toujours à la jambe une position telle, que les tendons et les ligaments soient relâchés; alors la synoviale se distend plus facilement et les douleurs sont moins vives. Bonnet a fait, à ce sujet, des expériences sur le cadavre, et il a vu que cette position tient le milieu entre la flexion et l'extension.

Il n'en est plus ainsi dans les épanchements anciens, car la séreuse a eu le temps d'être distendue peu à peu par le liquide.

Il se produit parfois un œdème envahissant tout le membre.

Différentes terminaisons peuvent se présenter : si l'inflammation tombe, le liquide peut disparaître, mais il reste toujours de la roideur, qui dure fort longtemps.

D'autres fois, après une marche très-lente, l'inflammation passe à l'état chronique ; alors la douleur disparaît généralement, il y a seulement de la gêne ; mais, à la moindre cause occasionnelle, sous l'influence d'un refroidissement, l'épanchement se reproduit, et ces différentes alternatives peuvent parfaitement aboutir à la formation de pus ou à la tumeur blanche.

Le diagnostic n'est généralement pas difficile, et, dans la plupart des cas, les circonstances dans lesquelles la maladie s'est produite viendront l'éclaircir. Il y a un ensemble de signes assez nets : gonflement, douleur, chaleur et gêne des mouvements. Ces symptômes peuvent cependant se reproduire en partie dans les cas d'inflammation de voisinage ; mais alors la douleur ne s'étend généralement pas à toute la synoviale, les mouvements sont en partie conservés ; il y a de la gêne, mais la douleur n'est pas aussi vive que dans l'arthrite.

Arthrite rhumatismale. — « Dans bien des cas d'arthrite rhumatis-
» male bornée à une seule articulation, disent Follin et Duplay, il est
» difficile d'affirmer la nature de la maladie, qui souvent doit être con-
» sidérée comme idiopathique. Souvent, en effet, l'impression du froid
» humide paraît être la cause déterminante de la phlegmasie localisée
» d'emblée à une seule articulation, sans que le malade accuse dans
» ses antécédents aucune autre manifestation rhumatismale. » (Follin
et Duplay, *Pathologie externe.*)

Il est assez rare, en effet, que le genou soit seul atteint, et, dans certains cas intenses, les localisations articulaires se développent à la fois sur toutes les articulations. Mais, le plus souvent, le rhumatisme ne se généralise et ne s'étend que secondairement, et, dans ce cas, « il
» est d'observation commune, dit M. Besnier (1), que les membres in-
» férieurs soient souvent frappés les premiers, et partiellement aban-
» donnés les derniers. » Monneret a analysé 95 cas de rhumatisme articulaire, et il est arrivé à cette conclusion, que le plus ordinairement les articulations du genou et du coude-pied sont atteintes en premier lieu, et que le poignet et le genou sont les jointures qu'il abandonne les dernières. Très-souvent les deux genoux sont atteints en même temps.

(1) *Dict. encyclop. des sciences médicales.*

On peut donc avoir affaire à une arthrite du genou d'origine rhumatismale, offrant des symptômes semblables à ceux que j'ai indiqués au paragraphe précédent ; mais la diathèse qui l'a produite lui imprimera certains caractères à l'aide desquels on arrivera assez facilement au diagnostic.

Les tissus périarticulaires seront le plus souvent infiltrés; la peau sera lisse, tendue, luisante, et l'articulation aura un aspect particulier, que je signalerai en décrivant l'hydarthrose.

L'hérédité rhumatismale, beaucoup moins manifeste que l'hérédité goutteuse, pourra servir à les distinguer l'une de l'autre ; il en sera de même de la fièvre si caractéristique du rhumatisme, du sexe et de l'âge de la personne atteinte, etc.

Il arrivera aussi fréquemment qu'avant ou après la période d'épanchement, les mouvements spontanés ou provoqués développeront des bruits de claquement ou des craquements produits par les surfaces articulaires écartées les unes des autres, incomplétement lubréfiées ou ayant perdu leur poli. On les rencontrera surtout quand la rotule ne sera pas encore, ou aura cessé d'être refoulée en avant par le liquide épanché.

Arthrite goutteuse. — Ici encore il y a des caractères particuliers, provenant de la diathèse goutteuse. C'est le plus souvent par le gros orteil d'un seul pied que commence l'accès de goutte; et, s'il est très-exceptionnel de voir les genoux atteints de prime abord, il est vrai aussi que la goutte, après être restée limitée un certain temps à son lieu d'élection, peut envahir les genoux; mais alors elle est généralement à l'état chronique : il y a de la raideur, une sensibilité douloureuse qui rend les mouvements pénibles ; il se forme des dépôts d'urates qui atteignent les ligaments et les tissus périarticulaires ; les tophus se produisent, les articulations se déforment. Il peut se faire qu'alors les douleurs disparaissent ; mais les lésions persistent, et le malade ne peut marcher que très-difficilement. Les tophus favorisent la production d'une inflammation phlegmoneuse, sous l'influence de causes légères.

Charcot convient qu'il y a entre la goutte et le rhumatisme des analogies profondes et des ressemblances frappantes ; et, comme dit M. Besnier (in *Dict. encyc. des sc. méd.*), « si personne aujourd'hui ne » s'attarde plus à soutenir l'identité absolue du rhumatisme et de la » goutte, personne n'est en mesure de démontrer qu'il n'y a rien de » commun, à l'origine, dans le cours et à la terminaison des deux états » morbides considérés dans leur entière évolution. » Cependant on pourra presque toujours conclure à l'arthrite goutteuse plutôt que rhumatismale : 1° quand la personne malade sera un homme. La goutte, en effet, est très-rare chez les femmes, et, si elle se produit chez elles, c'est surtout à l'époque de la ménopause, et avec ses formes les moins actives ;

2° Quand il y aura des antécédents héréditaires, que le malade sera d'un âge assez avancé, habitué à la bonne chère, au vin, aux bières fortes. Le rhumatisme se produit dans des conditions presque opposées ; il survient avant l'âge mûr, à la suite d'un refroidissement, chez des sujets affaiblis ;

3° Quand on aura affaire à un malade presque toujours sans fièvre, mais généralement atteint de gravelle, de dyspepsie, de douleurs névralgiques ; souvent aussi on trouvera des dépôts tophacés extérieurs sur la peau, le pavillon de l'oreille.

Il n'est pas rare de voir, en même temps que l'arthrite goutteuse, des manifestations cutanées ; ce sont, d'après Garrod, le psoriasis, l'eczéma, le prurigo, surtout chez la femme, l'acné de la face et du corps. Pour Gigot-Suard, toutes les affections cutanées dans lesquelles le sang donne à l'analyse chimique une quantité appréciable d'acide urique appartiennent à la goutte.

Arthrite blennhorragique et uréthrale. — Le genou gauche serait plus souvent atteint que le droit ; ici l'inflammation porte surtout sur la synoviale : l'épanchement articulaire est abondant, le gonflement considérable et les mouvements abolis, la douleur moins vive que dans l'arthrite franchement inflammatoire.

Cette arthrite se produirait surtout quand la blennorrhagie cesse ; il y aurait métastase ; mais il n'est pas rare de voir l'arthrite et la blennorrhagie exister en même temps. Somme toute, la relation de l'une à l'autre n'a pas reçu d'explication satisfaisante.

Habituellement il n'y a pas de symptômes généraux, et le pronostic de cette arthrite n'est pas très-grave cependant : elle est parfois très-tenace.

L'arthrite uréthrale, ou survenue à la suite d'opération sur l'urèthre, suppurerait plus facilement. (Bouchut et Després.)

Hydarthrose. — Ici le fait saillant est l'épanchement de sérosité, qui, lorsque le gonflement est considérable, produit de chaque côté du tendon rotulien et à la partie supérieure de la rotule une fluctuation évidente ; la douleur est peu marquée ; la couleur de la peau reste la même.

L'hydarthrose du genou est facile à reconnaître, à moins que l'on n'ait affaire à des personnes chez lesquelles le tissu cellulo-graisseux, qui double la synoviale, peut donner lieu à une erreur, lorsqu'on recherche la présence du liquide par le moyen classique. Voici ce moyen : On commence par allonger le membre, pour donner plus de mobilité à la rotule et détendre le muscle droit antérieur. Avec les mains, embrassant la partie supérieure et inférieure de la rotule, on réunit en arrière de cet os tout le liquide de l'articulation ; la rotule est soulevée. et, en pressant dessus avec l'index, on perçoit un léger choc sur les condyles du fémur.

La production de l'hydarthrose du genou est favorisée par la grande étendue de la synoviale. Quand le liquide est en abondance, les surfaces articulaires sont écartées, et des mouvements de latéralité peuvent se produire : c'est la jambe de polichinelle.

Il faut se garder de confondre l'hydarthrose avec l'hydropisie des bourses séreuses ; les téguments seuls seront soulevés dans l'hygroma, et la face antérieure de la rotule ne pourra être sentie. S'il s'agit de la bourse séreuse de la face postérieure de la rotule, l'épanchement ne pourra arriver dans la cavité articulaire, et la rotule ne sera pas soulevée.

Marjolin dit qu'on ne prendra pas l'induration de la synoviale pour un corps étranger, parce que cet épaississement sera toujours au même point, et que l'on ne constatera pas la douleur subite, intermittente, qui se produit lors de la présence des corps mobiles articulaires.

On a signalé aussi une hydarthrose intermittente (1) qui peut se présenter chez l'homme et la femme, à l'âge adulte. Un gonflement articulaire survient sans cause connue, sans fièvre, à époque tellement fixe, qu'on peut d'avance la préciser exactement. Elle disparaît sans laisser de trace, pour reparaître avec la plus grande régularité un peu plus tard. Seeligmuller la considère comme une névrose vaso-matrice. Elle ne paraît avoir rien de commun avec la fièvre intermittente.

Arthrite sèche.— L'arthrite sèche, que Ranvier et Cornil appellent arthrite rhumatismale chronique, et Charcot, Besnier, rhumatisme chronique osseux, est très-souvent chronique d'emblée. Elle est surtout marquée par une déformation du genou. Les douleurs sont légères et peuvent même manquer, les mouvements se conservent très-longtemps, et l'ankylose est assez rare. Au début, les mouvements déterminent des bruits appréciables au toucher, semblables, d'après Nélaton, aux bruits de deux bandes de velours frottées l'une contre l'autre, puis deviennent rudes, râpeux, et peuvent même s'entendre à distance. La marche est essentiellement progressive : il y a quelquefois des temps d'arrêt, mais jamais de rétrogradation. Des accidents aigus peuvent venir compliquer cette arthrite, dont la durée est très-longue.

Ses principaux caractères sont : déformation articulaire, persistance des mouvements, craquements et indolence très-souvent complète.

Charcot a signalé des arthropathies spinales se rapprochant beaucoup de l'arthrite sèche, se développant sans causes, sans prodromes, et apparaissant au début de l'ataxie et des douleurs fulgurantes, sans

(1) Seeligmuller, *Hydrops. articulorum intermittens*, 1880.

fièvres et sans douleurs ; un épanchement sérieux se produit générale -
ment.

Le professeur Giovanni (1) a soutenu que toute arthrite sèche dépend
d'une lésion spinale ; il a montré l'atrophie musculaire très-rapide,
localisée aux groupes de muscles innervés par les mêmes rameaux qui
vont à l'articulation malade.

Ces muscles, pour le genou, sont le triceps, le couturier et le
vaste externe. L'atrophie offre une marche ascendante de l'articulation
à la racine du membre ; le tissu cellulaire est plus ou moins épaissi.

La paralysie et la contracture sont-elles de nature réflexe, comme
on l'admet généralement aujourd'hui ? Giovanni ne croit pas qu'il en
soit ainsi, dans les cas où il n'y a ni névralgie, ni douleur articulaire.

Quant aux troubles de la sensibilité, observés quelquefois, ils ont
été confondus avec les sensations fugaces observées au voisinage de
l'inflammation ; ils se produisent au repos, ne sont pas constants, ce
qui exclut leur localisation dans les parties molles. Ils ont une vivacité
insolite aux mouvements réflexes. Pour Giovanni, l'arthrite sèche de-
vrait s'appeler arthrite myélitique.

(1) *Sull'Artrita secca*. — Giovanni (*Annali univ. di medic.*, 1880).

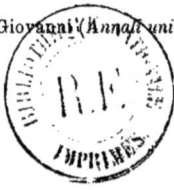

CHAPITRE II

———

J'aurais trop de pages à écrire, et, du reste, je m'éloignerais de mon sujet, si je voulais entrer dans les détails thérapeutiques des arthrites diathésiques et indiquer le manuel opératoire des interventions chirurgicales. Il est, en effet, bien évident que la médication thermo-résineuse n'exclut nullement le traitement particulier à chaque diathèse : elle favorise son action, ce qui la rend déjà très-utile, mais elle apporte aussi des éléments nouveaux, que j'étudierai plus loin. Quant aux opérations, elles sont généralement douloureuses ou exposent à des dangers sérieux, et c'est pour y avoir recours le moins possible que je propose cette médication. J'indiquerai cependant les diverses méthodes.

La multiplicité des moyens dirigés contre une maladie quelconque peut servir à mesurer sa gravité ou sa tenacité. Cette manière de voir s'applique très-bien à l'arthrite du genou. Je vais énumérer les traitements généralement employés, en commençant par les plus simples :

1° *Résolutifs.* — On doit, dès le début de la phlegmasie, tâcher d'en arrêter le développement. Pour y arriver, on couvre le genou de topiques froids et légèrement astringents. Cependant il vaut mieux, dans les arthrites spontanées, éviter les applications froides, à cause du danger qu'elles peuvent présenter.

2° *Antiphlogistiques.* — Si l'on n'a pu prévenir l'inflammation ou si elle est trop vive lorsque le malade se présente, on a recours aux émissions sanguines locales; on applique des ventouses scarifiées ou des sangsues. Lisfranc préconisait l'écoulement du sang constant, et il l'obtenait en plaçant des sangsues en petit nombre, qu'il renouvelait à mesure qu'elles tombaient. On a vanté aussi les onctions mercurielles sur le genou et autour du genou.

3° *Emollients et narcotiques.* — On en a obtenu de bons résultats. Trousseau employait un cataplasme de mie de pain et d'alcool camphré, auquel il ajoutait 30 gr. de laudanum et 15 gr. de solution d'extrait de datura. Pendant plusieurs jours, ce cataplasme restait en place : la douleur était assez bien calmée.

On peut aussi avoir recours aux vésicatoires morphinés et aux injections de chlorhydrate de morphine.

4° *Redressement et immobilisation.* — Lorsque la douleur n'a pas cédé aux moyens précédents et que le genou est dans la demi-flexion, il peut se faire que cette position contribue à entretenir la douleur ; en tout cas, elle favorise les luxations spontanées, et, si l'ankylose survient, elle est très-défavorable. Pour remédier à ces inconvénients, on pratique le redressement, soit brusque à l'aide des mains, soit progressif au moyen d'appareils. On endort le malade pour faire cette opération.

Le redressement obtenu, il faut le maintenir. On a alors recours à l'immobilisation, et on emploie les gouttières en fil de fer de Bonnet. Ces gouttières, en empêchant les mouvements, diminuent la douleur et l'inflammation et permettent à l'articulation de rester à découvert ; en sorte qu'il est facile d'appliquer les émollients et les révulsifs nécessaires.

On peut aussi employer des gouttières de bois et de zinc ; on en fait de gutta-percha, de carton, de gaze plâtrée ; mais ces dernières doivent être bientôt renouvelées, à cause du changement de volume du membre.

On enlève l'appareil inamovible, comme l'a indiqué Malgaigne, au moment où la pression exercée sur les articulations ne produit plus de douleur.

Gerdy a conseillé de donner une position élevée au membre malade.

5° *Révulsifs, vésicatoires, teinture d'iode.* — Si la phlegmasie continue à faire des progrès, on a recours aux vésicatoires volants. Velpeau
recommande d'en envelopper complétement l'articulation et de les
renouveler souvent. On fait alterner la compression avec les vésicatoires.

On emploie la teinture d'iode, qui agit par absorption et comme ré-
solutif, l'iodure de plomb, la pommade à l'huile de croton, au nitrate
d'argent.

6° *Cautères.* — Les cautères, pour donner de bons résultats, doivent
être entretenus pendant longtemps et en grand nombre.

7° *Moxas.* — Larrey et Percy ont vanté les moxas : le coton brûle
lentement et peu à peu; la révulsion produite est considérable, mais
très-douloureuse.

7° *Cautérisation transcurrente.* — Ce procédé consiste à appliquer
un cautère cultellaire et à tranchant un peu mousse sur les côtés et
au-dessus de la rotule, dans le sens de la longueur du membre, en tra-
çant un nombre suffisant de lignes parallèles. On fait en sorte que les
raies de feu soient le plus près possible de la synoviale. Pour diminuer
la douleur, on recouvre le membre de compresses d'eau froide.

D'après Bonnet, à la suite de la brûlure produite, la peau se retire et
comprime l'articulation d'une façon très-utile.

Cette cautérisation, outre l'action révulsive, amène encore une réaction salutaire, en faisant pénétrer le calorique à l'intérieur de l'articulation. On ne chauffe le cautère qu'au rouge cerise, et on a soin de
passer plusieurs fois sur les mêmes lignes, mais très-légèrement, afin
d'obtenir une action lente et prolongée. Le malade doit être endormi.

8° *Cautérisation ponctuée.* — L'action est la même : on emploie un
cautère terminé par une petite boule, qui sert de réservoir à la chaleur.

9° *Compression.* — La compression agit de deux façons différentes :

en immobilisant l'articulation et en pressant sur les liquides épanchés tout autour. On a soin de comprimer également tous les points de l'articulation, pour éviter une douleur très-vive et la production d'eschares par arrêt de la circulation.

On peut employer des bandelettes de diachylon gommé très-étroites. On les applique séparément et on les imbrique les unes sur les autres, en leur faisant dépasser l'articulation en haut et en bas. Pour leur donner plus de solidité, on peut les recouvrir d'une bande roulée.

10° *Massage.* — Ce moyen peut diminuer les douleurs et favoriser la résorption du liquide infiltré.

11° *Douches en colonne.* — Bonnet a préconisé les douches en colonne.

12° *Opérations.* — Lorsqu'il y a du liquide dans l'articulation, on l'extrait au moyen de plusieurs procédés, dont voici les principaux. On a proposé :

1° L'incision simple, qui est abandonnée aujourd'hui ;

2° Le séton, pour provoquer une inflammation adhésive ;

3° Le procédé de Desault, qui consiste à faire un pli à la peau et à ouvrir l'articulation sous ce pli, en faisant en sorte que l'ouverture externe soit située le plus loin possible de l'interne; de cette façon, l'air ne pénètre pas dans l'articulation ;

4° La ponction simple de Boyer avec le trocart, seule ou accompagnée de la compression, ou de l'application de moxas, à la manière de Larrey ;

5° L'incision sous-cutanée de Guérin, avec le trocart aplati et recourbé, muni d'un robinet ;

6° L'incision sous-cutanée de Goyrand, d'Aix, qui consiste à ouvrir le cul-de-sac supérieur externe de la synoviale à travers un pli de la peau, de façon à faire passer le contenu de l'articulation dans le tissu cellulaire situé en dehors de la synoviale, où il est résorbé. Goyrand ajoutait la compression à son opération;

3

7° L'aspiration avec l'appareil de Dieulafoy.

8° On a aussi employé les injections irritantes.

En 1830, Jobert injecta dans le genou de l'eau d'orge additionnée d'alcool. Plus tard, à la suite des bons résultats obtenus dans l'hydrocèle, Velpeau et Bonnet eurent l'idée de faire des injections de teinture d'iode. Cette teinture fut d'abord employée par Bonnet à l'état de pureté; mais il la trouva bientôt trop irritante et lui substitua le mélange suivant :

$$\text{Eau} \ldots \ldots \ldots \ldots \quad 40 \text{ gr.}$$
$$\text{Iode} \ldots \ldots \ldots \ldots \quad 5 \text{ —}$$
$$\text{Iodure pot.} \ldots \ldots \quad 10 \text{ —}$$

dont on n'injecte que 10 ou 15 gram. à la fois. On laisse l'injection en contact avec la séreuse pendant une ou deux minutes. On malaxe l'articulation pour que le liquide exerce son action sur tous les points de la synoviale, puis on le laisse sortir tout seul par son propre poids, et on immobilise le membre.

Dans ces derniers temps, Schede a remplacé l'iode par l'acide phénique et a obtenu des guérisons.

Je signalerai, en terminant cette énumération, deux procédés qui ont été employés dans l'hydarthrose : l'un par O'Beirn, de Dublin, c'est le calomel administré jusqu'à salivation; l'autre par Gimelle, c'est le tartre stibié à haute dose : 20 centigrammes le premier jour, en augmentant chaque jour de 5 centigr., jusqu'à 50, 60 et 80 en vingt-quatre heures.

CHAPITRE III

TRAITEMENT THERMO-RÉSINEUX

—

Depuis près d'une trentaine d'années, la médication thermo-rési-neuse a été étudiée et soustraite à l'empirisme, qui l'avait mise en honneur dans les montagnes de l'arrondissement de Die (Drôme).

On raconte dans le pays qu'il y a environ cent ans, l'un des bûche-rons qui travaillaient sur le mont Glandaz, pris de douleurs vives dans les membres inférieurs et ne pouvant presque plus marcher, fut descendu par ses camarades dans un des fours servant à extraire la poix noire. Là son travail était plus facile, car ses mains seules étaient occupées. Sa tâche finie, il fut très-étonné de voir diminuer ses dou-leurs et de se sentir les membres libres, au point de pouvoir remonter seul. Il continua les jours suivants à descendre dans les fours, et bientôt il fut complétement guéri. Le bruit de cette cure se répandit prompte-ment dans les environs; un grand nombre de malades voulurent essayer de ce moyen, et la plupart furent soulagés.

Ces fours à poix, situés sur le mont Glandaz, près de Die, avaient une profondeur de 2 mètres et une largeur de 1 m. 80; une couche de terre glaise ou de pierres réfractaires en formait la paroi, et au fond étaient deux ouvertures : l'une destinée à laisser couler la poix en fusion; l'autre, plus grande, à retirer les résidus de sa fabrication. On y des-cendait à l'aide d'une échelle.

Le four était porté d'abord à une température très-élevée ; puis les copeaux résineux étaient introduits, et, à mesure que la résine se li-quéfiait, les principes volatils se dégageaient en répandant au loin leur odeur de térébenthine.

En 1849, le Dr Chevandier, frappé par les récits de guérisons extra-ordinaires que l'on répétait partout, entreprit de voir ce qu'il y avait de fondé dans tout cela, et, après enquête dans les villages d'alentour, acquit la certitude de leur authenticité : des déformations articulaires, des hydarthroses, avaient disparu rapidement. Il fit immédiatement construire à Die un four en tout semblable à ceux qui étaient sur la montagne ; après l'avoir préalablement chauffé et garni de copeaux, il s'enveloppa d'une couverture de laine pour se protéger contre la chaleur des parois, et pénétra dans ce four en même temps que quelques malades.

Bientôt la sueur arriva en abondance ; la température de 70 ou 80° fut très-bien supportée. On leur jetait de temps en temps des linges mouillés d'eau froide, et ils les appliquaient sur leur bouche, pour rafraîchir et humecter les vapeurs résineuses qu'il respiraient. En se tenant baissés, ils évitaient le contact de leur tête avec les parois supérieures du four, par où se dégagaient les vapeurs brûlantes qu'une colonne d'air froid refoulait derrière eux.

Les bons effets de ces bains étaient constatés : le Dr Chevandier publia bientôt ses études, qui parurent dans la *Revue médico-chirurgicale* de Malgaigne, en 1851. Il restait à perfectionner la méthode : il fallait rendre possible la régularisation de la température, supprimer les bains en commun et introduire un peu de confortable.

Le Dr Benoit, de Die, ne tarda pas à s'occuper de ces questions ; il publia aussi un travail sur ce sujet, et, quelque temps après, des établissements de bains thermo-résineux s'ouvrirent à Die, à Valence, à Lyon, à Grenoble, et plus tard à Paris et à Vichy.

Les procédés d'administration des bains ne diffèrent pas énormément : on les prend, soit dans des cellules, soit dans des caisses fumigatoires, soit dans des fauteuils-caisses. Quant aux fours primitifs, ils ont presque disparu ; il n'en existe plus que deux, qui n'appartiennent pas à des médecins.

Dans l'établissement du Dr Chevandier, le malade est placé dans un fauteuil-caisse où l'on fait arriver les vapeurs à l'aide d'un calorifère.

Le malade peut facilement porter lui-même la température de son bain au degré prescrit, indiqué par un thermomètre. Sa tête reste hors de la caisse ; mais il lui est facile de respirer les vapeurs qu'elle contient, en ramenant au-devant de la bouche les linges qu'il a autour du cou. Une séparation à l'intérieur permet de soustraire à peu près complétement, si c'est nécessaire, la partie supérieure du corps à l'influence des vapeurs. Aussitôt après le bain, on enveloppe le malade d'une couverture de laine chauffée, et on le transporte sur le lit de repos qui se trouve dans la chambre même. Il continue à transpirer pendant environ trois quarts d'heure ; puis on l'essuie avec un linge fin, et ensuite on le frictionne avec un linge plus rude.

Les substances balsamiques ont été employées dès les premiers âges de la médecine ; elles ont une action commune, mais leurs propriétés peuvent varier selon leur espèce, la nature du sol où elles se sont développées et le climat où elles ont pris naissance.

Après une série d'expériences avec le *Pinus sylvestris*, le pin des Vosges, celui de Chio, le Dr Chevandier a conclu à une supériorité marquée du pin mugho. Il a reconnu, de plus, que toutes les parties de l'arbre n'ont pas les mêmes propriétés. Les vapeurs dégagées des branches et des feuilles contiennent de l'acide pyroligneux et irritent les bronches. Au contraire, celles qui émanent du copeau ont perdu toute acidité et doivent seules être employées.

Deux analyses des copeaux de ces différents pins, faites par le docteur Boubet (Thèse de Paris, 1873), n'ont révélé aucune différence de composition.

Le pin mugho, ou pin à crochets, est appelé *éouvé* dans le pays ; il a été décrit par Scopoli et signalé par Mutel dans sa Flore du Dauphiné. On le rencontre aussi dans les Pyrénées.

C'est l'un des plus riches en résine.

Ses feuilles sont d'un vert foncé, géminées, allongées, croissant en verticilles ; elles tombent tous les sept ans. Ses fruits sont des cônes pyramidaux à écailles longues et obtuses. Lorsqu'il est jeune, il a une forme pyramidale ; plus tard il devient fusiforme. Il atteint une hauteur de dix à douze mètres; il pousse dans un sol aride et à une altitude de 15 à 1800 mètres. Sa résine exhale une odeur comparable à celle du baume du Pérou, et les paysans la trouvent si agréable qu'ils s'amusent à en recueillir des grumeaux pour les manger.

Le copeau que l'on emploie a généralement deux ou trois centimètres d'épaisseur, dix à quinze centimètres de largeur, suivant l'âge du pin, et de quatre-vingts centimètres à 1 m. 20 de longueur. Pour le préparer, on fait à l'arbre une entaille ayant ces dimensions; le copeau soulevé reste adhérent par le haut, et la séve descendante vient s'accumuler à sa partie interne, en une couche d'une certaine épaisseur, qui met deux ou trois mois à se former, en été, mais qui se dépose beaucoup plus lentement pendant les autres saisons. Tel est le copeau que l'on récolte d'avril à septembre.

Les malades, un moment après leur introduction dans le fauteuil-caisse, ressentent sur la peau un chatouillement agréable, qui peu à peu devient plus aigu, jusqu'à ce qu'il se produise une congestion qui peut s'accompagner de douleur légère. La durée du bain est de 20 à 30 minutes, et la température peut être portée de 40° à 70°. Si cette durée était plus longue, ou si on élevait davantage la température, il pourrait survenir des palpitations de cœur, des nausées, etc.

Mais ces accidents sont très-rares, et les malades à leur sortie éprouvent une sensation de bien-être très-agréable, les membres sont plus souples, les épanchements articulaires moindres et l'appétit meilleur. La transpiration arrive vite et en abondance. Certains malades perdent jusqu'à 1 kilogramme de sueur acide, rougissant fortement la teinture de tournesol. Il faut quelquefois plusieurs séances pour que la transpiration se produise sur la jambe malade, et la plus haute température ne correspond pas, comme on pourrait le croire, à la sudation la plus abondante. Ces sueurs n'affaiblissent pas le malade d'une manière notable; ils ressentent parfois un peu de fatigue, mais ne tardent pas à reprendre leurs forces; la tête n'est pas alourdie, mais le sommeil peut être agité.

Les urines sont chargées, riches en acide urique et en urates, pau-

vres en chlorures ; après quelques bains, il y a de l'hypérémie génito-
urinaire.

Chez les femmes, les règles avancent généralement ; elles sont aug-
mentées, quelquefois diminuées.

La localisation de la fumigation autour de l'articulation malade ne
suffit pas. Les essais tentés avec des appareils spéciaux n'ont pas
donné de bons résultats.

Habituellement on arrive, dans une moyenne de vingt jours, à éli-
miner l'inflammation et l'épanchement articulaires, et à restituer les
mouvements. Dès le dixième jour, on imprime à l'articulation des mouvements mesurés ; vers le 15, le poids du corps est assez bien supporté, et il devient utile de marcher un peu pour achever la guérison.

Quelquefois cependant l'épanchement déjà en partie dissipé se re-
forme, l'articulation se congestionne et la douleur reparaît : il n'y a
pas lieu, pour cela, d'interrompre le traitement ; le malade doit garder
le repos, et bientôt le travail de résolution recommence et se poursuit
progressivement, jusqu'à l'épuisement du liquide, sans que le résultat
définitif soit trop retardé par cet incident.

Quelquefois aussi, lorsque l'épanchement est abondant, il est utile
de venir en aide aux bains en entourant l'articulation d'une bande de
flanelle. On se trouve également bien de l'application de cataplasmes
astringents, préparés en faisant bouillir des plantes aromatiques dans
du vin ; dans ce vin filtré, on fait bouillir du gros son de blé et du tannin, 10 gr. pour un demi-litre (Chevandier).

Afin que le sang et l'organisme tout entier soient encore mieux im-
prégnés des aromes balsamiques, il est bon que les malades prennent
à l'intérieur une décoction de copeaux. Cette décoction est assez agréable à boire.

Les bains thermo-résineux ont, comme leur nom l'indique, une double action : les effets de la température élevée s'ajoutent à ceux des
vapeurs résineuses.

La chaleur est un modificateur puissant des fonctions de la peau ;

elle peut produire une excitation énergique : sous son influence, la circulation du sang est accélérée, les veines et les capillaires de la peau se dilatent, la fonction des glandes sudoripares est augmentée au point que des malades peuvent perdre, dans une séance, jusqu'à 1,500 gr. de sueur; et l'on conçoit dès lors très-bien que les muqueuses et les séreuses soient atteintes, que leurs sécrétions normales puissent être modifiées et leurs hypersécrétions morbides enrayées.

Les vapeurs sèches sont beaucoup mieux supportées que les vapeurs humides : dans l'étuve sèche, à une température de 70°, on respire aisément; dans l'étuve humide à 55°, la respiration devient impossible. Sous l'influence de celles-ci, la peau se plisse et s'affaiblit; avec celles-là, elle est tonifiée et ses fonctions multiples reprennent leur intégrité.

Quant aux résines, on admet aujourd'hui que leur action porte sur les poumons et l'appareil sudoripare ; par ces deux voies s'éliminent les parties volatiles, l'essence de térébenthine, et cette élimination ne peut se faire sans leur imprimer certaines modifications.

Les parties non volatiles, comme la colophane, subissent des transformations dans l'économie : jouant le rôle d'acide, elles se combinent avec les alcalis du sang, forment un résinate de soude et communiquent aux urines une odeur de violette, en modifiant les secrétions rénales e vésicales (Gubler). Il y a donc une action spécifique neutralisante.

Les vapeurs résineuses impressionnent fortement les papiers ozonométriques de Schœnbein, et peuvent, grâce à l'ozone qu'elles contiennent, exercer une action puissante sur l'organisme. D'après le docteur Ireland, l'air ozonisé accélère la respiration et la circulation et excite le système nerveux. Mais d'autres expériences, faites par Barlow[1], ont fourni des résultats différents. Cette action a besoin d'être encore étudiée.

Toutes les fonctions sont vivement surexcitées; aussi faudra-t-il examiner de près l'état du cœur et du rein; de cet examen résultera, soit une contre-indication formelle, soit une modération dans l'intensité de la chaleur et la durée du bain et du traitement.

(1) Barlow, *Journal of anat. and physiol.*, 1879.

Dans les cas de paralysie, de maladies du cerveau et de la moelle, d'anévrysme, de prédisposition aux congestions, de tuberculose, il faudra s'abstenir de l'emploi de la médication thermo-résineuse. L'enfance, la vieillesse, la grossesse, l'allaitement, seront aussi des contre-indications.

Lorsqu'on est en présence d'épanchements articulaires spontanés ou traumatiques, la fonction du rein augmentée, la perte de liquide par la peau, l'impulsion nutritive produite, en un mot l'excitation favorable de tout l'organisme, en ramenant à leur intégrité physiologique les réseaux vasculaires et nerveux périphériques, opéreront une réaction salutaire.

Dans l'arthrite déformante, « bien que l'action du traitement thermo-» résineux soit moins grande que dans toutes les autres variétés, devant » l'inefficacité de tous les moyens et les progrès constants du mal, » j'insiste, dit M. Chevandier, pour l'emploi répété de notre médica-» cation. Il y a en ce cas tout à tenter, beaucoup à espérer et rien à » craindre. »

Enfin, dans les arthrites diathésiques, accompagnées d'un élément morbide contribuant à pervertir les sécrétions et à rendre les combustions imparfaites, on s'explique assez bien les bons effets produits par la médication thermo-résineuse. Mieux qu'aucune autre, grâce à son action considérable, elle peut expulser cet élément et le tarir dans sa source, surtout si l'on emploie en même temps le traitement approprié à chaque diathèse.

Il me reste à citer des observations pour justifier ce que j'ai dit précédemment. En voici quelques-unes que j'extrais du *Journal de clinique* du Dr Chevandier.

OBSERVATION 1re

Hydarthrose du genou gauche, datant d'une année.— Atrophie.— Guérison.

M. B., au cours d'une arthrite du genou gauche, a vu un épanchement très-considérable se faire dans cette articulation. Les moyens or-

4

dinaires, teinture d'iode, vésicatoires, les pointes de feu, ont produit quelque soulagement ; mais, depuis un an environ, nul travail de résorption ne se fait plus. Il n'y a ni douleur ni inflammation apparente ; l'hydarthrose persiste. La mensuration donne 3 centim. de plus au genou malade. La déformation est d'autant plus marquée que le membre est atrophié. La cuisse gauche a 4 centimètres de tour de moins que la droite ; le mollet en a perdu deux. La fluctuation est très-marquée ; pas de bruit anormal intra-articulaire.

L'état général est bon, le malade a cinquante ans.

Quatre bains généraux amènent des sueurs profuses. Aussi, après le quatrième, il n'y a plus qu'un centimètre de différence entre les deux genoux.

Après le huitième, tout épanchement a disparu, les poches synoviales internes et externes sont flottantes et vides. Il reste une douleur assez aiguë le long du sciatique gauche. Quelques frictions avec l'huile essentielle du pin mugho et quelques bains la dissipent.

J'arrête la cure au quinzième bain. La marche est beaucoup plus aisée. Presque plus de claudication. Je recommande la contention avec une bande de flanelle, l'application, le soir, de cataplasmes de vin bouilli avec du gros son et 2 grammes de tannin.

Le 26 mars, je revois le malade : il va à merveille.

Dix séances d'électricité relèvent l'atonie musculaire et rappellent la nutrition. La force revient et permet un exercice gradué.

En résumé, guérison prompte et définitive.

Observation II

Hydarthrose du genou gauche. — Guérison en douze jours

M. le Dr Renaut, rue de la Monnaie, 25, conseille la cure thermo-résineuse au sieur Grégoire, garçon de recette, âgé de quarante ans environ, brun, d'une bonne constitution, de tempérament biliosonerveux. Cet homme a été atteint, il y a sept ans, d'une hydarthrose du genou droit. Il est sujet à des douleurs articulaires vagues, sans acuité. Depuis plus de deux mois, à la suite, soit de fatigue, soit d'humidité subie, l'épanchement s'est reproduit sans phénomènes inflammatoires énergiques. Il n'a jamais souffert beaucoup. Il a été donné à tout praticien de voir des épanchements considérables se faire dans le sac pleural, sans qu'il y ait une véritable pleurésie aiguë.

La teinture d'iode, puis les vésicatoires, sont restés à peu près sans effet. Malgré le volume du genou, le malade marche assez résolûment et sans souffrir. Ce volume est cependant considérable. Le genou droit présente 37 cent. 1/2 de tour; le gauche en a 40.

Le 27 mars, il prend son premier bain général: la température est répartie de telle sorte qu'au-dessous de la ceinture, l'atmosphère résineuse est portée à 70°, et maintenue à 45° de la ceinture au cou, la tête étant à l'air libre. Les sueurs sont profuses sur toute l'étendue du corps. La résorption ne se fait pas attendre. Je prescris des bains quotidiens. Après le cinquième, déjà le genou reprend sa forme et la tension des tissus est moindre. Le 4 juin, après le septième, les bourses séreuses placées au-dessous de chaque condyle sont flottantes. Le genou n'offre plus que 39 cent. de tour. — Le 8, après le dixième bain, l'articulation a repris son volume ordinaire, et je donne son *exeat* à ce malade, tout surpris d'une guérison si rapide. Je lui recommande de se ménager encore, bien que j'autorise quelques courses. Il doit, pendant un mois encore, exercer une compression légère à l'aide d'une bande de flanelle, afin de venir au secours des tissus relâchés.

OBSERVATION III

Arthrite chronique des deux genoux. — Guérison en quinze séances

M. le docteur Peter recommande l'emploi de la médication thermo-résineuse à sa cliente Mme C., âgée de quarante ans. Cette dame souffre depuis plusieurs années d'une arthrite chronique des genoux. Il existe un peu d'épanchement intra-articulaire; les bruits produits sous la main par le mouvement ne sont pas anormaux. Bien que la fatigue soit facile, je crois pouvoir faire espérer un bon résultat.

En outre, un peu forte, cette dame ne peut monter sans éprouver beaucoup d'essoufflement, phénomène d'ailleurs très-commun quand les jambes fonctionnent mal, et chez les dames pourvues d'embonpoint. En pareil cas, au bout de sept à huit bains, la dyspnée disparaît.

Elle entreprend sa cure au commencement de juin 1879. Dès les premiers jours, un effet utile s'est immédiatement accusé, qui a été se développant de plus en plus. Sa marche est beaucoup plus facile; l'épanchement disparaît. En même temps la respiration devient plus libre. J'arrête la cure au quinzième bain. Elle a donné un résultat *très-satisfaisant*.

OBSERVATION IV

Rhumatisme déformant, remontant à dix années. — Amélioration très-considérable en quinze bains

Nous sommes ici en pleine polyarthrite déformante. Il n'y a plus chez Mme C., des environs de Meaux, des nodosités, mais des subluxations des phalanges, donnant à la main et aux doigts l'aspect le plus malheureux......

Cette femme, âgée de soixante ans, vigoureuse, a commencé à éprouver de la gêne dans la main, il y a plus de dix ans. Elle s'est trouvée dans des conditions de froid humide. Dans une position aisée, elle se fût résignée si, depuis quelques années, le rhumatisme n'eût gagné les grandes articulations. Aujourd'hui les genoux sont tuméfiés, la rotule est déviée, les articulations tibio-tarsiennes sont prises......

Elle commence le traitement le 11 octobre 1880. Le dimanche 24, après dix bains, elle entre dans mon cabinet marchant droit, se plaisant à montrer combien les mouvements des membres et du tronc sont plus libres. Il y a une amélioration des plus surprenantes.

M. Chevandier fait remarquer, à la fin de cette observation, que, dans ce cas, la médecine ordinaire s'était montrée impuissante.

Oservation V

Synovite et sciatique blennorrhagique très-rebelles. — Guérison en huit séances

M. le docteur Mougeot, de Chaumont (Haute-Marne), m'écrit pour me demander s'il y a lieu d'espérer un succès dans les circonstances suivantes : son client, âgé de soixante ans environ, a été pris, il y a trois mois, d'une douleur dans le genou gauche, suivie d'épanchement et de sciatique, le tout sous la dépendance d'un écoulement uréthral.

Il reste de l'arthrite du genou et quelques douleurs de sciatique ; mais les forces sont considérablement réduites.

Je réponds, le 14 juin, que ce cas appartient à la médication thermo-résineuse ; qu'une douzaine de bains suffiront probablement à la résorption de l'épanchement et à la guérison de la sciatique et de l'arthrite. J'ajoute qu'il me paraît nécessaire, avant tout, de rétablir un peu l'appétit et de relever les forces. « Tant que vous constaterez une amélioration progressive, gardez votre malade près de vous, disais-je ; mais, dès que le malade s'impatientera de la lenteur de son rétablissement, envoyez-le-moi. »

M. X... m'arrive le 1er juillet. Il marche avec une extrême difficulté, très-amaigri, névrosique, impressionnable à l'excès, fort découragé. Je le rassure, et j'ose lui faire espérer qu'un petit nombre de séances, alternées avec un jour de repos, le remettront sur pied. Le genou droit offre encore de l'épanchement synovial ; la cuisse est atrophiée, cela va de soi. La sciatique est à droite ; le malade s'en plaint beaucoup. Il a la figure grippée, portant l'empreinte de la douleur et de la prostration. Il marche avec une difficulté extrême, appuyé au bras d'une personne qui l'accompagne.

Je me borne à lui faire administrer huit bains. Durant cette demi-cure, il a des alternatives de douleur et de calme ; toutefois, je constate une amélioration importante, qui, s'augmentant chaque jour, aboutira à la guérison.

Quelques mois après ces prévisions, M. X... vint me remercier des résultats obtenus. Il se présenta dans mon cabinet, non sans quelque fierté. J'eus peine à reconnaître dans l'homme au visage ouvert et souriant, à l'œil vif, à la stature droite et à la démarche résolue, mon ancien malade brisé et à demi perclus. A partir de sa cure, la guérison s'était affermie de jour en jour. En moins d'un mois, elle était complète.

OBSERVATION VI

Hydarthose considérable dissipée en douze séances

M. le Dr Grellois, de la rue du Faubourg-du-Temple, nous adresse, vers le commencement de juin 1880, son client, M. L..., qui habite rue Lafayette. Pris d'une arthrite rhumatismale grave du genou droit, accompagnée d'un épanchement très-considérable, il est condamné depuis le mois d'avant au repos le plus absolu.

Toute la série des moyens internes et externes a été mise en œuvre a peu près sans succès. Je le mets tous les deux jours dans une étuve portée à 65° et saturée de vapeurs résineuses sèches. Ses sueurs sont très-abondantes. Dès le 4e bain, une amélioration très-manifeste s'est produite; les mouvements d'extension et de flexion sont plus étendus et moins douloureux. La cure se poursuit sans incident; la résorption s'opère de jour en jour comme à souhait, à tel point que j'arrête le traitement au 15e bain. Depuis une dizaine de jours, il est autorisé à marcher un peu. Je suis convaincu en effet que, lorsque toute inflammation a disparu, l'exercice mesuré et gradué aide au travail de résolution en même temps qu'au relèvement du système musculaire, si prompt à s'atrophier en pareil cas.

M. L... fait bientôt des marches assez longues. L'articulation a recouvré toute sa liberté.

OBSERVATION VII

Rhumatisme noueux; arthrite chronique du genou droit. — Dyspepsie. — Diathèse
herpétique.— Excellents résultats

C'est M. le Dr Doutrebente, médecin de Sainte-Anne, qui nous amène
M. B..., son beau-frère, âgé de quarante ans. Depuis longtemps il est
affecté d'accidents rhumatismaux graves, qui ont résisté aux diverses
médications employées. Il fut pris tout d'abord de gastralgie, coïnci-
dant avec des poussées d'eczéma ; il vit un jour la gastralgie cesser,
et presque aussitôt apparaître des phlegmasies subaiguës articulaires
aux mains, aux coudes et plus tard aux genoux. L'emploi de la teinture d'iode sur ces articulations amena un eczéma qui, depuis lors, a
persisté avec une désolante ténacité.

C'est un des cas rares de rhumatisme noueux chez l'homme. M. B...
habite la Normandie. Appelé à Paris par son beau-frère, pour s'y sou-
mettre à la médication thermo-résineuse, il se loge dans un hôtel con-
tigu à l'établissement. Il marche avec une extrême difficulté et à l'aide
de deux béquilles.

Le rhumatisme, en outre de son action générale, a attaqué d'une
façon profonde et persistante le genou droit.

Aujourd'hui, les douleurs sont plus intenses ; la rotule est soulevée
par le liquide épanché, qui a envahi les bourses synoviales. La cuisse
est atrophiée. La mensuration donne : pour le genou droit, 0,33 ; pour
la cuisse droite, 0,30 ; pour le genou gauche, 0,30; pour la cuisse gauche, 0,29. L'atrophie de la cuisse gauche a été occasionnée par une
arthrite du genou gauche, aujourd'hui dissipée.

La maladie ne remonte pas au delà du mois de novembre 1879 ;
nous sommes au 9 juin 1880. Les mains sont très-amaigries, surtout
vers la partie externe ; tandis que, comme de coutume, le gonflement
initial a pour siége les premières articulations de l'index et du médius
de chaque main. La droite est plus malade; il en est de même du bras,

qui est douloureux et ne peut s'élever au-dessus de l'horizontale. M. B.
est très-maigre et fort découragé.

Je prescris une cure de quinze bains, qui est bien tolérée et sous
l'influence de laquelle l'état général se relève. Après le huitième bain,
une poussée d'eczéma se fait sur le genou malade, et en même temps
l'épanchement de synovie qui s'était en partie dissipé se reproduit. J'ai
vu assez souvent ce retour offensif du mal pour ne pas en être inquiété;
le travail de résolution ne tarde pas à recommencer et se poursuit progressivement jusqu'à l'épuisement du liquide. Chose digne de remarque, l'eczéma s'était présenté, en même temps qu'au genou droit, au
pli de l'articulation tibio-tarsienne des deux pieds.

Il y avait aussi de temps en temps suspension ou retour d'une diar-
rhée chronique, placé sous la dépendance d'une diathèse arthro-her-
pétique. A la fin de sa cure, M. B. allait sensiblement mieux. Il me pa-
rut prudent de s'en tenir, pour le moment, à quinze séances, quitte à
faire plus tard une cure supplémentaire, s'il y avait lieu. L'impulsion
est donnée ; je compte que le mouvement réparateur ne s'arrêtera pas
de sitôt.

M. Chevandier recevait, le 23 juillet, trois semaines après le départ
du malade, une lettre lui annonçant que les résultats obtenus sont
très-satisfaisants, que le mieux s'est accentué, qu'une canne suffit au
lieu de deux béquilles, et que le malade peut faire 7 à 800 mètres au
bras de quelqu'un sans être plus fatigué le lendemain. M. Chevandier
a revu depuis ce malade. Il allait à merveille ; ses voies digestives
étaient seulement restées un peu délicates.

OBSERVATION VIII

Double arthrite chronique grave des genoux. — Quatre mois de séjour au lit. — Guérison
en vingt-cinq jours

M. le docteur Percheron, de Reims, nous adresse M. Sory. C'est un
employé de la maison Rœderer, âgé de quarante-cinq ans environ,

d'une constitution moyenne, d'un tempérament lymphatico-nerveux.
En 1868, il fit une chute sur le genou droit. Traité par l'application
successive de plusieurs vésicatoires, il fut guéri en six ou sept semaines. Il s'était, dit-il, toujours ressenti de cet accident, et il avait
porté une genouillère pendant dix-huit mois.

Le 6 novembre 1880, peut-être sous l'influence d'un excès de fatigue, à coup sûr sous celle de la fraîcheur des caves, où son travail le
retient et dans lesquelles il a pu descendre ayant chaud, une inflammation vive envahit le genou droit. La teinture d'iode, les vésicatoires,
n'enrayent pas la maladie, qui, dix jours après, gagne le genou gauche, sans que la phlegmasie du côté opposé perde rien de son intensité. L'immobilisation est obligée. La fièvre s'est allumée; elle a des
exacerbations le soir. Le 19 décembre, la double arthrite ne cédait
pas. Le salycilate avait été employé sans succès, 86 pointes de feu
furent données au genou droit, 70 au genou gauche. Grâce à ce traitement, on se rend maître de l'inflammation. Des douches chaudes, et
plus tard des douches froides, sont administrées : le malade s'en est
très-bien trouvé. Le 13, il commence à quitter son lit; il y était cloué
depuis quatre mois.

M. le docteur Percheron restaure son malade, fait faire quelques
mouvements, constate que les cartilages intra-articulaires n'ont pas été
entamés ni altérés dans leur constitution. — Le 22 avril, il m'adresse
son malade, qui a supporté assez bien le voyage. Il marche très-pénible-
ment, appuyé sur deux crosses. L'état général n'est pas trop détérioré;
l'appétit est bon. Le malade, anémique, me paraît devoir supporter très-
bien la cure. Le jeu des articulations est très-limité. C'est à grand'peine
que la jambe peut être ramenée en arrière, de façon à former avec la
cuisse un angle de 45°; impossible d'aller au delà sans déterminer de
vives douleurs. Les cuisses n'ont pas subi une atrophie proportionnelle
à la durée et à l'intensité de la maladie; elles sont amaigries et faibles.

Je fais entrer ce malade dans une étuve à 45°, que j'élève progressivement d'un degré par minute et que je fais saturer de vapeurs
sèches de pin mugho; elle est portée ainsi à 65° en vingt minutes et

produit une abondante sueur. Le lendemain 23, le deuxième bain est pris dans les mêmes conditions et sans fatigue ; le malade est satisfait. Après le troisième, il essaye de quitter ses béquilles et fait quelques pas avec une canne. La cure fonctionnelle fait seule tous les frais du traitement ; les résultats dépassent bientôt mes espérances. Dès le sixième bain, M. S... n'a plus besoin que d'une canne ; il marche avec une certaine résolution. Il n'est plus question de douleurs articulaires, les mouvements retrouvent plus d'étendue. Le 7 mai, il peut s'accroupir au point qu'il s'assied à terre, les genoux au menton.

La veille, il a pu faire l'aller et le retour de la rue des Petits-Hôtels au Jardin des plantes, à pied, soit 5 ou 6 kilomètres. Après son quinzième bain, la canne même est abandonnée.

Je pousse le traitement jusqu'au vingtième bain, afin de consolider une cure si remarquable. C'est assurément un des cas les plus intéressants.

OBSERVATION IX

Arthrite chronique. — Hydarthrose du genou gauche.— Cure de vingt bains.— Guérison

Le 3 décembre, M. le docteur Denouh (de Paris) m'adresse son client, le sieur D..., gardien de la paix, qui est atteint d'une hydarthrose du genou gauche. Depuis quelque temps, il se plaignait de douleurs lombaires, lorsque tout à coup il fut pris d'une douleur peu vive dans le genou, qui se tuméfia aussitôt. La synovite et l'épanchement furent combattus, à l'hôpital de Ménilmontant, par les moyens ordinaires : la teinture d'iode en badigeonnage, les vésicatoires répétés, les diurétiques. Il y est resté trois mois et demi.

La maladie a maintenant six mois de durée. L'épanchement est moindre ; mais les condyles du fémur sont hypertrophiés et, par contre, l'atrophie de la cuisse gauche est très-considérable : au-dessus du genou, celle-ci a 33 centimètres de tour, tandis qu'au même point, la droite en a 39. La perte de 6 centimètres est exceptionnelle.

L'épanchement persistant, on l'augmentation en volume des con-

dyles, s'affirme seulement par une différence de 2 centim. au profit du
genou gauche, qui mesure 35 centimètres, tandis que le droit n'en
donne que 33. L'extension est facile, mais la flexion ne peut aller au
delà de 45$_o$.

Le premier bain est pris le 2 décembre 1879 : une amélioration importante ne tarde pas à se produire ; mais un jour, en se rendant à
l'établissement, D. fait une chute sur le trottoir couvert de glace. Le
genou malade avait porté sur le sol, et une légère entorse avait produit une assez vive inflammation de la malléole externe. Le péroné
avait résisté. A partir de ce moment, il marche avec plus de difficulté ;
la contusion a été telle que, trois jours après sa chute, une ecchymose
occupe toute la partie interne de la cuisse.

Le traitement, interrompu pendant trois jours, est repris et continué
sans incident jusqu'au vingtième bain, donnant chaque jour des résultats de plus en plus affirmatifs. Il se termine par la guérison. —Je
conseille l'emploi d'un appareil Trouvé pendant la nuit, pour relever
le membre de l'atrophie. Mais, avant qu'aucune réparation matérielle
pût être constatée, la cuisse avait repris de la vigueur et la marche
était plus facile et mieux soutenue.

Observation X

Goutte subaiguë. — Prompte guérison d'une arthrite du poignet et du genou

Le fait suivant atteste qu'il n'est pas nécessaire que le goutteux at-
tende la convalescence pour recourir à notre médication.

M. J., âgé de cinquante et un ans, est atteint de la goutte depuis
vingt-deux ans. La maladie a suivi sa marche habituelle : c'est par les
pieds qu'elle a débuté ; elle a gagné bientôt les genoux ; elle a envahi
enfin les mains, les poignets, les coudes et les épaules. Très-affaibli
par la répétition des accès, M. J. a eu recours à l'hydrothérapie, qui
a relevé ses forces. Il n'a guère qu'un accès par an. Il n'a pas eu à
se louer de la liqueur de Laville ; le salycilate de soude modère ses

douleurs, mais stupéfie le cerveau. Le malade nous arrive en plein accès. Cet accès a débuté par les pieds, il y a deux mois. Aujourd'hui la main gauche est énormément tuméfiée ; la peau est tendue, rouge et chaude.

Je conseille une demi-cure de dix bains, alternés d'abord avec un jour de repos. La température ne sera pas poussée au delà de 55°. La durée du bain sera de 30 minutes.

Le premier bain administré dans ces conditions, le 2 août 1879, est bien toléré. Le 6, après le troisième, la main va un peu mieux ; nulle autre articulation n'est menacée.

L'amélioration se continue rapidement, le malade arrive à la fin de sa cure ; il a pris en tout douze bains.

L'année suivante, il revient faire une demi-cure préventive. Il m'apprend que sa saison d'août a eu les meilleurs résultats, résumés ainsi: relèvement des forces, délivrance rapide de la main, des doigts et des genoux ; hiver excellent, pas d'accès.

Les phlegmasies articulaires fixes, subaiguës, ajoute, M. Chevandier, nous appartiennent aussi bien que les engorgements articulaires chroniques.

Les cas de synovite et d'hydarthrose consécutive, guéris dans une moyenne de quinze jours, se rencontrent presque à chaque page de nos cahiers cliniques ; le succès est la règle dans un grand nombre de cas où les pointes de feu sont trop souvent impuissantes. Les témoignages à invoquer sont nombreux aujourd'hui.

Observation IX

Hydarthrose chronique en partie enkystée dans le creux poplité.
—Guérison en six séances

M. B., député, âgé de soixante-quatre ans, bien constitué, d'un bon tempérament, vif, alerte, est rhumatisant ; il n'a jamais eu de rhumatisme aigu, mais il a presque constamment des douleurs articulaires.

Au genou droit, je trouve une hydarthrose chronique ; il mesure 39 c. de tour, tandis que le gauche n'a que 37 c. et demi. Ce dernier offre un peu d'empâtement, et dans le creux poplité une tumeur du volume d'un œuf de pigeon. Il est difficile de dire ce qui la constitue ; elle paraît être dépendante de l'articulation, et j'incline à penser qu'elle est formée par une hernie de la synoviale à travers le ligament postérieur, dilaté par de la synovie. Il m'est difficile cependant de faire refluer le liquide dans l'articulation, ce qui ferait supposer l'oblitération du détroit par une adhérence du feuillet interne. M. B. fréquente la station d'Aix-en-Savoie.

L'année dernière, il s'était bien trouvé de son séjour dans un établissement thermo-résineux de la Drôme, ce qui l'engage à recourir à la même médication à Paris. Je conseille une dizaine de séances, alternées avec un jour de repos.

Entré en traitement le 24 juillet, il arrête sa cure après le sixième bain : cela avait suffi à la résolution de l'hydarthrose. Quant à la tumeur, je m'étais bien gardé de promettre sa résolution. Aussi quel ne fut pas mon étonnement lorsqu'à la rentrée de la Chambre mon collègue m'apprit que l'œuf de pigeon s'était fondu comme le reste.

Je suis donc autorisé à espérer la résorption de tumeurs ou d'engorgements siégeant dans le creux poplité, par le seul fait de notre méthode.

OBSERVATION XII

Hydarthrose chronique. —Guérison en douze séances.

M. le docteur Deslong m'a fourni le sujet de cette observation. Notre savant confrère me confie son client, M. B., âgé de trente-cinq ans, d'un tempérament bilioso-nerveux. Il est atteint depuis trois mois de synovite et d'arthrite du genou gauche avec épanchement. Le mal a résisté au traitement ordinaire, qui en a éliminé les phénomènes aigus. Ce genou mesure 38 cent. de tour, le droit n'en présente que 36. Il n'y a plus ni rougeur, ni chaleur des téguments. La marche est cependant difficile et la claudication très-marquée; l'évidement de la partie interne et inférieure de la cuisse indique l'atrophie obligée.

Le 26 juin 1879, le traitement est commencé: je donne un bain tous les jours, élevé en vingt-cinq minutes de 40 à 65°, et saturé de vapeurs sèches de pin mugho. Dès le sixième bain, je constate une diminution de l'épanchement, mais la douleur persiste. Je prescris un jour de repos. Les transpirations profuses n'éprouvent point le malade, qui, dès le neuvième bain, annonce une atténuation considérable de la douleur. La mensuration, faite le 5 juillet, ne donne plus que 36 cent. un quart. La marche est beaucoup plus facile.

Le 8 juillet nous sommes au dixième bain. Le malade peut être considéré comme en pleine convalescence. Une promenade assez longue est bien supportée ; il n'est plus question de douleur ni de claudication. La cure est complète au douzième bain. Je ne juge pas utile de le pousser plus loin. Je me permets de faire remarquer que le travail de résorption s'est fait alors même que la douleur persistait. Celle-ci n'a cédé qu'après le neuvième bain. Elle n'avait pas le caractère névralgique; elle dépendait de la persistance de l'inflammation. Celle-ci avait été assez atténuée par le traitement antérieur pour qu'elle ne produisît plus d'exsudat séreux. Il en faut conclure que c'est en persévérant dans l'appel quotidien fait aux glandes sudoripares et à la peau qu'on obtient la délivrance de la séreuse et des cartilages articulaires. J'ajoute que la dérivation sur les reins et le travail que le passage de la résine sur ces organes y détermine ne sont pas étrangers au résultat produit.

On pourrait être tenté de croire que la douleur diminue au fur et à mesure que, par la résorption du liquide épanché, la tension de la synoviale et des téguments est moindre. On se tromperait, car il bien des arthrites chroniques dans lesquelles la douleur existe alors qu'il n'y a pas ou presque pas d'épanchement. Elle est alors, comme dans l'espèce, un signe de l'inflammation persistante, signe qui s'efface à mesure que l'inflammation disparaît.

J'en veux conclure que notre action sur l'élément inflammatoire est certaine, et qu'il n'est pas nécessaire d'attendre que la phlegmasie soit ramenée au type de chronicité pour livrer les malades à notre méthode.

Observation XIII

Arthrite chonique et hydarthroses guéries en quatorze séances

M. P. est âgé de trente ans ; il est atteint d'arthrite rhumatismale du genou gauche, avec épanchement de synovie.

La cure thermo-résineuse, commencée le 31 juillet 1871, se fait dans les meilleures conditions : il prend un bain chaque jour. Dès le troisième il marche beaucoup mieux. Un jour il s'oublie à marcher trop longtemps ; le lendemain, le genou est plus endolori, plus volumineux. Il continue le traitement. Le 8 août, il prend son huitième bain de vapeur sèche de pin mugho. Il va très-bien ; l'articulation se délivre peu à peu. Je conseille le repos ; l'épanchement reproduit se résorbe. La guérison est complète à la quatorzième séance. Il a repris un exercice gradué, à la faveur duquel il verra à la longue diminuer, sinon disparaître, l'atrophie crurale.

Observation XVI

Arthrite aiguë du genou gauche. — Guérison en vingt-cinq séances

M. le docteur Guillaumet, après avoir employé sur son client, M. C., rue de Dunkerque, atteint d'arthrite aiguë au genou gauche, les moyens habituels : badigeonnage avec la teinture d'iode, vésicatoires, etc., voulut bien me l'adresser. Le malade, âgé de quarante ans à peine, brun, de belle constitution, impressionnable, souffrait cruellement et s'impatientait.

Le 29 novembre, M. C. fut apporté dans mon cabinet, et me raconta qu'au mois de mars, le genou gauche avait été le siége d'une douleur obtuse qui dura six semaines ; c'est à peine s'il y avait pris garde. Au mois de septembre, la portière d'un vagon heurta légèrement ce genou; il en éprouva une douleur violente, peu en rapport avec le choc. Il continua néanmoins son voyage, au cours duquel la douleur ne disparut pas complétement.

Vers le 10 novembre, en montant sur une caisse, il fit, pour enlever le poids du corps, un effort assez grand, qui fit éclater immédiatement dans le genou gauche, depuis si longtemps menacé, une douleur si violente qu'il se laissa choir.

Il fut aussitôt condamné au repos le plus absolu. Aux moyens déjà indiqués, on ajouta l'immobilisation et l'emploi interne de salycilate de soude.

Quand M. C. se présente à mon examen, le genou gauche est chaud: un peu d'épanchement interne soulève la rotule. Il mesure 36 centimètres et demi; le droit mesure 1 centimètre de moins. La synoviale ne participe qu'indirectement à la phlegmasie articulaire, qui occupe toute la surface de l'articulation. Les mouvements sont très-limités, surtout dans le sens de l'extension. Comme d'ordinaire, il y a en dedans du genou un point correspondant au ligament interne très-douloureux à la pression ; peut-être existe-il un peu de périostite.

Ce malade est porté dans sa chambre et placé à grand'peine dans son étuve, chauffée à 45° et élevée graduellement à 65° en 30 minutes. La sueur s'établit bien et se continue dans le maillot. Nous sommes au 29 novembre 1881. Dès le troisième bain, pris le 1er décembre, il se produit une légère amélioration; mais le lendemain la douleur a repris son acuité. L'inquiétude est extrême. Je donne un jour de repos.

Le 5, le malade prend le cinquième bain général, qui est très-bien toléré. Le lendemain il a mieux dormi; la phlegmasie a diminué, la douleur est tolérable, la chaleur moindre. Cependant M. le docteur Guillaumet craint que la maladie ne cède pas, et conseille l'application d'un nouveau vésicatoire. Je le prie de vouloir bien ajourner l'exécution de sa prescription, en lui donnant l'assurance que nous sommes réellement arrivés à la période de déclin et que je suis certain de conduire son malade à la guérison. Mon savant confrère veut bien céder, et je prends toute la responsabilité à ma charge.

Déjà le fauteuil sur lequel le malade était porté à sa chambre et était descendu a été remplacé par des béquilles. Dès le sixième bain, je fais établir dans l'étuve la section horizontale au niveau de la ceinture ; par ce moyen, je porte la division inférieure à 70°, tandis que la division supérieure n'atteindra plus que 50°. Malgré cette disposition, la transpiration fournie par le haut du corps est très-abondante ; les jambes et les lombes ruissèlent à leur tour. Dès le huitième bain, les douleurs ont disparu et l'épanchement commence à se résorber ; la peau se plisse et prend une coloration normale. J'autorise le malade à faire quelques pas, et je m'applique déjà à imprimer quelques mouvements de flexion et d'extension au tibia. Dès le quinzième bain, le malade est en pleine convalescence : il s'essaye à faire quelques pas dans mon salon, tenant les béquilles en l'air ; il plaisante volontiers et se répand en expressions de reconnaissance.

Il continue sa cure, interrompue de temps en temps par un jour de repos ; elle est constante jusqu'au vingt-cinquième bain. Un purgatif salin ranime l'appétit, qui, du quinzième au vingtième jour du traitement, a faibli. Nul autre remède interne n'est administré. Dès le quinzième jour, afin de venir au secours des ligaments, au moment où je permettais à M. C. de faire le tour de sa chambre, j'avais établi une légère compression, avec une bande de flanelle enroulée autour du pied et remontant jusqu'au-dessus du genou.

Depuis que le traitement a été arrêté, l'amélioration s'est continuée, et la guérison est acquise à cette heure.

A la suite de cette observation, le docteur Chevandier fait remarquer qu'il assumait une responsabilité des plus lourdes en demandant au médecin l'entier abandon de son malade. Mais il était tellement certain du résultat, qu'il n'a pas hésité un seul instant.

Je pourrais citer encore d'autres observations, mais les résultats fournis par celles qui précèdent me paraissent concluants. Grâce au traitement thermo-résineux, plusieurs arthrites, après avoir résisté au traitement ordinaire, ont disparu à peu près complétement.

Si l'on s'en tient aux moyens de révulsion, trop souvent les épanchements ne disparaissent pas ou persistent très-longtemps ; à la longue, les cartilages s'altèrent, les ligaments se relâchent et les articulations se déforment, surtout si le sujet a une mauvaise constitution.

Les ponctions, les injections iodées ou autres, ne mettent pas le malade à l'abri des complications, et sont souvent douloureuses malgré la chloroformisation.

L'immobilisation consécutive, la compression, les pointes de feu, qui ont souvent fourni de très-bons résultats, n'ont-elles pas aussi l'inconvénient de favoriser l'ankylose, si l'on ne choisit pas le moment le plus convenable pour communiquer les mouvements, ou la gangrène, si la bande n'est pas très-bien appliquée et que la surveillance se relâche un peu ?

Trop fréquemment encore, par suite de l'insuffisance de ces traitements, surviennent des décollements périostiques, des nécroses, l'infection purulente, etc.

CONCLUSION

En présence de ces accidents possibles, sans prétendre que la médication thermo-résineuse doive être complétement substituée à toutes les autres et qu'elle amène infailliblement la guérison, je crois cependant que l'on doit y recourir au plus tôt dans les cas analogues à ceux que j'ai cités. Je crois qu'avant de faire appel aux divers procédés opératoires, que souvent d'ailleurs on pourrait encore employer en cas d'échec, c'est à cette médication qu'il faut s'adresser tout d'abord ; je suis persuadé que, très-fréquemment, en agissant ainsi, les malades éprouveront rapidement une amélioration considérable, verront leurs articulations reprendre l'intégrité des mouvements, tout en échappant à des souffrances quelquefois vives et à des dangers toujours sérieux.

Vu :
Le Président censeur,
DUBRUEIL.

Vu et bon à imprimer :
Le Doyen,
J. BENOIT.

Vu et permis d'imprimer :
Pour le Recteur de l'Académie, correspondant de l'Institut :
L'Inspecteur d'Académie délégué,
C.-G. DE LOSTALOT

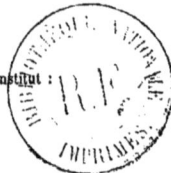